OSTÉO-ARTHROPATHIE AVEC CONTRACTURE

DANS LA

SYPHILIS HÉRÉDITAIRE TARDIVE

PAR

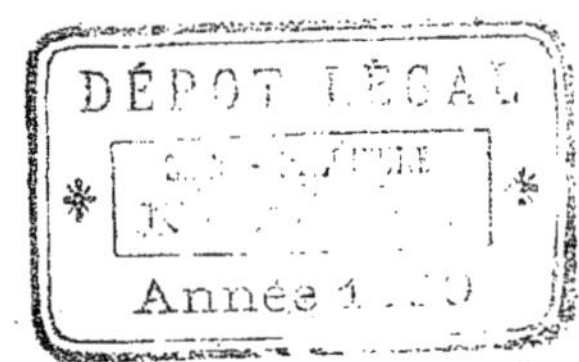

Le D Gustave BAUDELOT

Ancien externe des hôpitaux de Lille et de Paris

PARIS

G. STEINHEIL, ÉDITEUR

2, RUE CASIMIR-DELAVIGNE, 2

1900

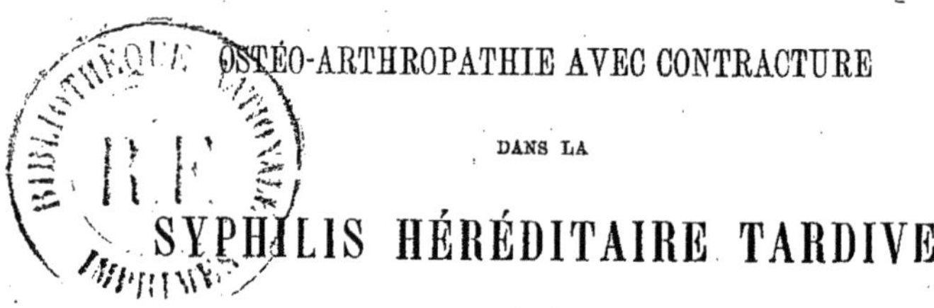

OSTÉO-ARTHROPATHIE AVEC CONTRACTURE

DANS LA

SYPHILIS HÉRÉDITAIRE TARDIVE

IMPRIMERIE A.-G. LEMALE, HAVRE

OSTÉO-ARTHROPATHIE AVEC CONTRACTURE

DANS LA

SYPHILIS HÉRÉDITAIRE TARDIVE

PAR

Le Dʳ Gustave BAUDELOT

Ancien externe des hôpitaux de Lille et de Paris

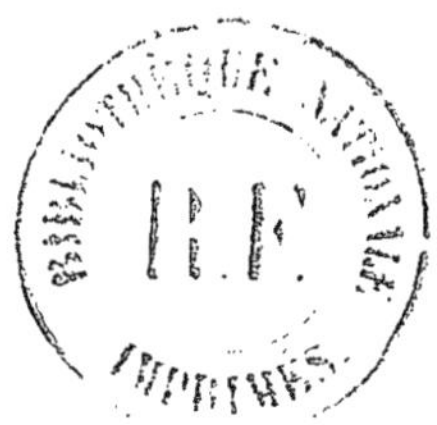

PARIS

G. STEINHEIL, ÉDITEUR

2, RUE CASIMIR-DELAVIGNE, 2

1900

OSTÉO-ARTHROPATHIE AVEC CONTRACTURE

DANS LA

SYPHILIS HÉRÉDITAIRE TARDIVE

Ce travail a pour base une observation que nous avons prise à l'hôpital Saint-Louis, durant notre externat dans le service du professeur Fournier.

Elle se rapporte à un cas d'ostéo-arthropathie déformante des coudes avec contracture bicipitale double au cours de la syphilis héréditaire tardive. Ce fait est assez rare pour que nous ayons cru bien faire en le relatant.

Dans une première partie, nous étudierons les ostéo-arthropathies de la syphilis en général, et celles de la syphilis héréditaire tardive en particulier ; nous insisterons surtout sur l'absence habituelle des signes fonctionnels, notamment de la contracture musculaire.

Dans une seconde partie, nous relaterons des cas où cette contracture a été notée et nous y ajouterons notre observation personnelle.

Avant de quitter l'Hôpital et l'École, nous avons à cœur de remercier sincèrement nos maîtres de Lille et de Paris, tant du savant enseignement qu'ils nous ont donné que de la bienveillante sollicitude qu'ils n'ont cessé de nous témoigner : le regretté professeur Wannebroucq et le professeur Surmont, qui furent nos premiers maîtres en médecine ; M. le Dr Phocas, professeur agrégé, qui, durant notre externat dans son service, nous a initié à la chirurgie ; le regretté Dr Gingeot et M. le Dr Boissard, dans le service desquels nous avons passé notre première année d'externat à Paris.

Nous avons eu l'honneur d'être l'élève du vénéré professeur Potain et nous conservons des deux années passées dans son service un souvenir précieux.

M. le Dr Chaput a été pour nous plus qu'un maître ; il nous a honoré de son amitié, nous a assisté dans des circonstances douloureuses : il sait combien nous avons pour lui de reconnaissance et d'affection.

M. le Professeur Fournier, qui nous a toujours témoigné une grande bienveillance, nous fait l'honneur, après avoir été notre maître pendant un an, de présider notre thèse. Nous lui en avons d'autant plus de gratitude qu'il nous a prodigué pour ce travail ses encouragements et ses conseils.

Que nos maîtres intérimaires dans les hôpitaux de Paris, MM. les docteurs Achard, Teissier, Gaucher, Queyrat et Guillemain, veuillent bien agréer nos remerciements.

———

CHAPITRE PREMIER

Les auteurs déjà nombreux qui ont écrit sur la syphilis articulaire en général, et sur la syphilis articulaire dans l'hérédité en particulier, ont insisté dans leur description anatomique et clinique sur deux points :

a) Dans la syphilise acquise, comme dans la syphilis héréditaire, les affections articulaires ne sont guère, comme l'a dit notre maître M. le professeur Fournier dans son livre sur la *Syphilis héréditaire tardive*, que « des épiphénomènes de lésions osseuses des épiphyses ou d'autres lésions juxta-articulaires ».

b) Les affections articulaires de la syphilis, tant acquise qu'héréditaire, sont remarquables par le peu d'intensité de leurs signes fonctionnels.

Propositions connexes qu'on peut résumer ainsi sous forme de conclusion : « Si on prend en considération le début par les parties extérieures à la jointure, et le peu d'intensité des signes fonctionnels, on est porté à donner à l'affection le nom d'arthropathie, plutôt que celui d'arthrite syphilitique... Ce mot plutôt vague, convient mieux à une affection qui n'a pas encore de base anatomique connue. Peut-être un jour décrira-t-on des épiphysites, des synovites, des périarthrites, des chondrites syphilitiques. Ce jour-là, le mot d'arthropathie n'aura plus sa raison d'être » (1).

(1) KIRMISSON et JACOBSON. Contribution à l'étude des arthropathies dans la syphilis héréditaire. *Revue d'orthopédie*, 1897.

Nous dirons donc arthropathie ou plutôt ostéo-arthropathie syphilitique.

Quoique nous nous placions au seul point de vue de la syphilis héréditaire, nous avons dû, pour rédiger cette thèse, tirer profit des travaux écrits sur les arthropathies de la syphilis en général — travaux que nous citerons chemin faisant — puisqu'il est admis aujourd'hui qu'au point de vue clinique comme au point de vue anatomo-pathologique, les arthropathies hérédo-syphilitiques ne diffèrent pas des arthropathies de la syphilis acquise. Dans son livre sur la syphilis héréditaire tardive (1886) cité plus haut et auquel nous ferons de nombreux emprunts, M. le professeur Fournier dit, en effet, en parlant des arthropathies avec lésions : « Elles diffèrent à peine, au point de vue clinique, de ce qu'elles sont dans la syphilis acquise ». D'autre part, Gangolphe (1), dans une étude sur les localisations osseuses hérédo-syphilitiques tardives, rapportant l'observation d'une malade hérédo-syphilitique ayant des lésions sur la plupart des os, dit que ces lésions étaient identiques aux lésions de l'ostéo-syphilose tertiaire et que s'il existe quelque différence entre cette ostéo-syphilose tertiaire et l'ostéo-syphilose héréditaire tardive, elle paraît résulter uniquement de l'époque dissemblable de la vie où on les observe. Il est impossible, ajoute-t-il, de trouver des caractères tranchés entre les lésions syphilitiques héréditaires et les tertiaires. Il est donc impossible de distinguer anatomiquement l'ostéo-syphilose héréditaire tardive de celle qui résulte d'une contamination dans les premières années de la vie.

(1) GANGOLPHE. *Archives provinciales de chirurgie*, janvier 1893.

M. le professeur Fournier divise les affections articulaires de la syphilis héréditaire tardive en deux groupes :

1° L'arthralgie.

2° L'arthropathie avec lésions, avec altérations matérielles se produisant dans les jointures, et qui peut revêtir trois formes : l'hydarthrose simple de forme chronique qui est symptomatique d'une lésion osseuse qu'elle masque, ou essentielle (Clutton); la pseudo-tumeur blanche syphilitique ; enfin l'arthropathie déformante, type créé par Méricamp en 1882.

D'autre part, MM. Kirmisson et Jacobson, dans la *Revue d'Orthopédie* de 1897, donnent des arthropathies dans la syphilis héréditaire la classification suivante :

1° Arthropathies aiguës ou subaiguës.

2° Arthropathies chroniques, comprenant trois types :

Ostéo-arthropathie simple, hydarthrose double, ostéo-arthropathie déformante ; classification qui est reproduite par M. Imbert, de Montpellier, dans une revue toute récente de la *Gazette des hôpitaux* (1).

Des arthropathies aiguës ou subaiguës, nous ne dirons que quelques mots, relativement à une observation de MM. Kirmisson et Jacobson, que nous rapporterons plus loin.

D'ailleurs, la seule observation personnelle que nous relatons et voulons étayer a trait à une arthropathie chronique.

Nous serons bref sur l'arthralgie, simple trouble fonctionnel, sine materia.

Restent les deux groupes d' « arthropathies avec lésions », du professeur Fournier, et d' « arthropathies chroniques » de

(1) IMBERT. Des arthropathies syphilitiques. *Gaz. hôp.*, février 1899.

MM. Kirmisson et Jacobson. Réserve faite pour l'hydarthrose double de Clutton, ces deux groupes se superposent, l'ostéo-arthropathie simple de Kirmisson et Jacobson, « répondant très exactement à la forme décrite chez l'adulte sous le nom de tumeur blanche syphilique ou de pseudo-tumeur blanche syphilitique » (1).

Nous plaçant au point de vue purement clinique, nous envisagerons tour à tour les différents types d'arthropathies hérédo-syphilitiques, créés par le professeur Fournier. Nous verrons, à l'aide d'observations empruntées aux thèses et aux travaux antérieurs, que, dans ces différentes formes d'arthro-pathies, les symptômes fonctionnels articulaires manquent ou sont peu marqués.

Les auteurs insistent sur ce point, nous l'avons dit.

« Le caractère fondamental de cette affection, disent MM. Kirmisson et Jacobson, au début de leur étude déjà citée, est précisément l'absence de symptômes articulaires. »

La contracture musculaire, en particulier, n'est que très rarement notée ; aussi bien dans les observations de syphilis acquise que dans celles de syphilis héréditaire. MM. Kirmisson et Jacobson la rapportent dans une observation de syphilis héréditaire précoce, « observation qui s'écarte très sensible-ment, disent-ils, du type ordinaire de l'ostéo-arthropathie hérédo-syphilitique ».

Dans la syphilis héréditaire tardive, nous avons trouvé la contracture musculaire signalée dans une observation de Luigi Cortella, observation qui se rapproche beaucoup de notre observation personnelle et que l'on trouvera plus loin.

(1) KIRMISSON et JACOBSON. *Loc. cit.*

Comme dans notre cas, il s'agit de contracture bicipitale dans une arthropathie du coude. Cette contracture bicipitale imprime à cette ostéo-arthropathie hérédo-syphilitique un caractère spécial, et en l'observant, on ne peut se défendre de penser à la contracture bicipitale essentielle de la syphilis secondaire acquise, étudiée par Notta, Mauriac, Cesbron (1), Prost (2), etc.

Nous indiquons simplement ce rapprochement, cette association d'idées, sans vouloir, loin de là, identifier la contracture musculaire au cours d'une arthropathie hérédo-syphilitique à la contracture essentielle de la syphilis acquise.

On verra d'ailleurs, d'après notre observation, que nous ne pouvons faire, relativement à la première, que des hypothèses, comme on fait des hypothèses relativement à la seconde.

Nous n'avons pas l'intention de reprendre toute l'histoire clinique des différentes formes d'arthropathies hérédo-syphilitiques. Nous voulons seulement faire ressortir ce fait que, dans la presque totalité des cas, les symptômes fonctionnels articulaires sont peu marqués ou même nuls; puis nous citerons nos observations où un symptôme fonctionnel articulaire de premier ordre, à savoir la contracture musculaire, s'est montré prédominant. De plus, nous verrons dans quelle caté-

(1) Th. Paris, 1879.
(2) Th. Paris, 1891.

gorie de faits nous devons ranger le cas que rapporte notre observation personnelle.

L'arthralgie de la syphilis héréditaire tardive est caractérisée « par une sensibilité douloureuse d'une ou de plusieurs articulations » (Fournier), survenant et disparaissant sans cause, par accès, à intervalles plus ou moins irréguliers, plus ou moins vive, surtout nocturne ou s'exaspérant pendant la nuit. A l'examen de l'articulation ou des articulations atteintes, on ne constate rien d'anormal : ni tuméfaction, ni déformation, ni rougeur, ni épanchement. Il y a intégrité des mouvements, et il n'existe aucun trouble général, sauf quelques phénomènes de réaction nerveuse pendant les accès. Cette affection, dont nous ignorons la nature intime et qui est souvent confondue avec les douleurs rhumatismales et les douleurs de croissance, guérit merveilleusement par l'iodure.

Nous ne faisons que signaler ces cas qui n'ont pas de rapport avec notre sujet.

Passons aux arthropathies avec lésions :

a) L'hydarthrose simple, de forme chronique, serait symptomatique, pour notre maître M. le professeur Fournier, de tuméfactions osseuses qu'elle masquerait, dont elle ne serait « qu'un épiphénomène, une conséquence comme certains épanchements de la vaginale ne sont parfois que de simples épiphénomènes de lésions testiculaires ». Toutefois, ajoute M. Fournier, Clutton a signalé une hydarthrose essentielle, une synovite symétrique des genoux, absolument indépendante de toute affection osseuse.

Si on considère le cas d'hydarthrose avec lésions, on voit

qu'ils ont été décrits, tantôt dans une catégorie à part, tantôt avec les cas de pseudo-tumeur blanche syphilitique, suivant qu'on a considéré l'hydarthrose comme un phénomène important ou accessoire. Peu nous importe au point de vue exclusivement clinique où nous nous plaçons. Voici ce que M. le professeur Fournier dit de ces hydarthroses avec lésions : « à force de chronicité, elle aboutissent le plus souvent à l'état de lésions tolérées et latentes. Les malades n'en réclament pas la guérison, parce qu'ils ne souffrent pas, parce qu'ils y sont faits et que cela ne les gêne plus en rien. Par habitude, ils n'y pensent plus ». A l'exploration, on note un ou plusieurs points sensibles à la pression et l'indolence presque absolue du reste de l'article.

Si nous nous reportons d'autre part aux observations de la syphilis acquise — et nous savons qu'on peut conclure de la syphilis acquise à la syphilis héréditaire — nous voyons que les symptômes fonctionnels propres aux hydarthroses tertiaires sont aussi fort peu accusés. Que l'on admette l'existence d'une hydarthrose, « coïncidant avec les accidents dits tertiaires », et ne différant pas par essence de l'hydarthrose de la période secondaire (Defontaine) (1) ou que l'on admette, comme Méricamp (2), d'après une autopsie de Lancereaux, que cette hydarthrose tertiaire est toujours symptomatique des lésions juxta ou péri-articulaires, nous voyons que... l'articulation a tous ses mouvements, qu'il n'y a ni douleur, ni impotence fonctionnelle, mais une simple gêne (Méricamp), que l'hydarthrose apparue lentement, sourdement, sans dou-

(1) DEFONTAINE. *De la syphilis articulaire*. Th. Paris, 1882.
(2) MÉRICAMP. *Contribution à l'étude des arthropathies syphilitiques tertiaires* Th. Paris, 1882.

leur, progresse peu et reste longtemps stationnaire, occasionne des craquements articulaires pendant les mouvements qui sont accompagnés d'une certaine gêne, mais ne force pas les malades à interrompre leurs occupations journalières (Defontaine, obs. I, II, III, IV, V).

L'affection décrite en 1886 par Clutton (1), chez les hérédo-syphilitiques, sous le nom de synovite symétrique des genoux, est rare (l'auteur rapporte 11 cas), s'observe chez des enfants de 8 à 15 ans, débute lentement, évolue d'une façon chronique, est caractérisée par une hydarthrose envahissant successivement les deux genoux qu'elle tend modérément, les articulations étant seulement remplies de liquide à [moitié (Clutton), avec épaississement fréquent de la synoviale, ce qui peut faire croire à l'existence de corps étrangers articulaires. Elle est absolument indépendante, d'après Clutton, de toute affection osseuse. Comme autres caractères importants : indolence fonctionnelle et guérison par le traitement spécifique. Les mouvements passifs ne provoquent pas de douleurs, il n'y a ni contracture, ni attitude vicieuse. Tous les mouvements de la jointure sont possibles.

Rasch, de Copenhague, rapproche de l'affection décrite par Clutton un cas d'arthrophytisme d'origine syphilitique, observé par lui en 1891. Si nous rapportons ce cas ici, c'est qu'il a peut-être trait à un cas de syphilis héréditaire.

(1) In FOURNIER. *Syphilis héréditaire tardive.* Paris, 1886, et KIRMISSON et JACOBSON. *Revue d'orthopédie,* 1897.

Obs. I. — *Syphilis dans l'enfance (syphilis héréditaire tardive?).
Arthrite chronique des deux genoux. Corps libre du genou
droit. Surdité d'origine labyrinthienne. Otite interne double
Destruction de la cloison du nez avec effondrement du nez.
Malformations dentaires considérables (autrefois hémichorée
du côté droit et irido-kératites répétées des deux côtés).* (In Rasch.
Ann. de Derm., 1891, résumée.)

Il s'agit d'une femme de 29 ans, qui a toujours eu une grande fai-
blesse dans les genoux, d'où des chutes et des contusions. A l'âge
de 13 ans, nécessité à deux reprises différentes d'un repos au lit de
six et huit semaines pour hydarthrose double ; et depuis, épanchements intermittents de moyenne grandeur, comme dans les cas de
Clutton. De plus, petits épaississements épars de la capsule, complètement indolente.

L'auteur cite et discute plusieurs cas d'arthrophytes rapportés par Toussaint dans sa thèse (*Des arthrophytes et de leurs
rapports avec les diathèses rhumatismale, scrofuleuse et
syphilitique,* Paris, 1881).

Disons en passant que la thèse de Defontaine, déjà citée,
renferme plusieurs observations de corps étrangers articulaires, observés au cours d'arthropathies dans la syphilis
acquise.

Étudions maintenant la pseudo-tumeur blanche de Fournier, l'ostéo-arthropathie simple chronique de Kirmisson et
Jacobson. C'est la plus commune.

Richet, en 1853, s'efforça d'établir l'existence d'une
tumeur blanche syphilitique, dont il décrivit deux formes, la
synovite et l'ostéo-synovite. Niée par Ricord, puis par

Panas (1), défendue par Dauzat (2) et Voisin (3), l'existence
de cette tumeur blanche syphilitique fut de nouveau niée par
Bouilly (4).

Comme le fait remarquer Imbert (*Gaz. hôp.*, févr. 1899)
ce mot de « tumeur blanche syphilitique » sur lequel on a
longtemps discuté, n'a plus aujourd'hui sa raison d'être.

La pseudo-tumeur blanche syphilitique a été bien étudiée par
Dureuil (5), puis par Gelma (6), et répond aux cas décrits par
Defontaine sous le nom d' « ostéoarthropathie hyperostosique ».

La pseudo-tumeur blanche syphilitique, dit Méricamp, qui
s'appuie sur une autopsie, est caractérisée par des lésions des
extrémités osseuses, tous les éléments fondamentaux de l'articulation, les cartilages articulaires exceptés, restant intacts. C'est
la « forme osseuse des arthropathies syphilitiques ». La tumeur
envahissant le plus souvent une seule articulation, surtout
le genou, est en effet constituée par une augmentation de
volume des extrémités osseuses, une « hyperostose massive
des épiphyses, donnant à l'exploration une sensation de
dureté osseuse, presque immédiatement sous-cutanée » (Fournier). Accessoirement, il existe un épanchement articulaire,
fréquent et modéré, et un épaississement total ou partiel de
la synoviale. Symptôme capital, le plus caractéristique, sinon
le plus constant : indolence fonctionnelle, absence de signes
articulaires (Kirmisson et Jacobson), symptôme déjà signalé
par Chomel, cité par ces auteurs, qui écrivait qu'il existe une

(1) PANAS. *Dict. de méd. et de chirurgie pratiques*, art. Genou.
(2) DAUZAT. *Étude sur l'arthrite syphilitique*. Th. Paris, 1875.
(3) VOISIN. *Contribution à l'étude des arthropathies syphilitiques*. Th. Paris, 1875.
(4) BOUILLY. Th. agrég., 1878.
(5) DUREUIL. *Contribution à l'étude des pseudo-tumeurs blanches syphilitiques*. Th. Paris, 1880.
(6) GELMA. *Contribution à l'étude de la pseudo-tumeur blanche syphilitique (synovite syphilitique chronique)*. Th. Paris, 1891.

arthropathie syphilitique se distinguant du rhumatisme chronique par la conservation des mouvements et leur exécution sans douleur appréciable. Notre maître, M. le professeur Fournier, insistant sur l'aphlegmasie de l'affection, sur sa non tendance à la suppuration, sur son indolence à la pression, dit : « De là, conséquemment, pas d'incapacité fonctionnelle, ni d'immobilisation de la jointure, pas d'attitude fixe et obligatoire, pas de rétraction musculaire, etc., comme dans la véritable tumeur blanche. Inversement : mouvements conservés, gênés sans doute et limités, ne se produisant qu'avec quelques craquements articulaires, mais peu ou pas douloureux, si bien, somme toute, que la jointure conserve une grande partie de ses fonctions, à ce point, par exemple, qu'avec une lésion de ce genre intéressant le genou, les malades peuvent encore marcher, voire courir quelquefois. »

Comme seul symptôme fonctionnel, des douleurs spontanées, douleurs ostéocopes, par lésion osseuse spécifique, et un peu de douleur à la pression.

D'autre part, Dureuil dit, page 22 : « En présence d'une tuméfaction aussi considérable, on pourrait croire que le membre est réduit à l'impuissance. Il n'en est rien. Il est vraiment curieux de constater que les mouvements sont presque entièrement conservés. La pseudo-tumeur blanche est gênante à cause de son volume ; elle rend la marche embarrassée, mais elle n'entraîne aucune incapacité fonctionnelle de la jointure qu'elle occupe. »

Gelma, étudiant plus particulièrement la synovite chronique tertiaire, qui pour lui peut être primitive, dit, page 55 : « Les fonctions articulaires sont conservées pendant la plus grande partie du cours de la maladie. Elles ne sont entravées

B.   2

que dans les derniers temps, lorsque, dans les cas défavorables, l'affection tourne à l'ankylose ou à la suppuration. »

Enfin citons encore MM. Kirmisson et Jacobson : « le contraste de cette mobilité remarquable coïncidant avec une déformation volumineuse de la région articulaire est le meilleur signe de l'arthropathie syphilitique ».

Et de fait, les observations abondent pour affirmer cette indolence fonctionnelle, cette conservation des mouvements.

Obs. II. — *Arthropathie hérédo-syphilitique du genou gauche.* (In Kirmisson et Jacobson, *Revue d'Orthopédie*, 1897, obs. I, résumée.)

Enfant de 4 ans et demi, hérédo-syphilitique, présentant un gonflement très marqué du genou gauche.

Début de l'affection en décembre 1895, sans cause connue.

Un matin, en levant l'enfant, la mère s'est aperçue par hasard que le genou était gros. L'enfant ne s'en était pas plaint. Pointes de feu, appareil plâtré sans résultat. Comme l'affection n'était pas douloureuse, on ne s'en préoccupa pas davantage et l'enfant ne suivit pas d'autre traitement. L'affection persistait avec des alternatives de mieux et de pis. Il n'y a pas eu de douleurs, mais seulement assez souvent une sensation de fatigue.

État actuel (17 septembre 1896). — Genou gauche augmenté de volume dans son ensemble ; l'articulation renferme une quantité modérée de liquide, pas de fongosités. Ce qui nous frappe surtout c'est l'indolence lors des mouvements passifs et la conservation intégrale de ces mouvements. Pas d'attitude vicieuse du membre. Léger degré de genu valgum. L'extrémité supérieure du tibia est très augmentée de volume, surtout son condyle interne qui fait une forte saillie à la face interne du membre. L'enfant boite légèrement.

Il n'a jamais eu de douleurs dans son genou malade.

Diagnostic : Ostéo-arthropathie hérédo-syphilitique.

Traitement : Frictions et KI.

Guérison définitive au 29 janvier 1897, après ce petit retour offensif de l'épanchement qui n'avait pas occasionné de boiterie.

Obs. III. — *Syphilis héréditaire. Hyperostose du tibia droit. Pseudo-tumeur blanche syphilitique du genou gauche. Hydarthrose consécutive.* (In thèse Dureuil, Paris, 1880, obs. I.)

Enfant de 11 ans, hérédo-syphilitique.

....L'exploration ne provoque aucune douleur dans toute l'étendue de la masse morbide. Les mouvements de l'articulation sont entièrement libres. Le malade, depuis le début des premiers symptômes, s'est toujours servi de son membre, comme s'il était sain. Il marche pourtant en boitant légèrement et en traînant un peu la jambe ; malgré cela, il est capable de supporter une longue course, car il est venu à pied de Levallois-Perret à l'hôpital Saint-Louis.

Obs. IV. — *Syphilis héréditaire. Pseudo-tumeur blanche syphilitique de l'articulation tibio-tarsienne gauche.* (In thèse Dureuil, obs. II.)

Enfant de 14 ans, hérédo-syphilitique.

....Indolence absolue, mouvements de l'articulation entièrement libres, pas d'épanchement intra-articulaire ; pas de craquements. Le malade n'a jamais cessé de marcher depuis le début des accidents et s'est rendu à pied de chez lui à l'hôpital.

Obs. V. — *Syphilis héréditaire. Pseudo-tumeur blanche syphilitique du coude gauche.* (In thèse Dureuil, obs. III.)

Enfant de 3 ans.

....L'examen ne provoque aucune douleur. Les mouvements de la jointure sont entièrement conservés ; pas de lésion appréciable des milieux articulaires.

Obs. VI. — *Extrait d'une clinique non publiée du* professeur LANNELONGUE. (In thèse GELMA, Paris, 1891, obs. II.)
Enfant de 7 ans et demi.

....Articulations : Genou et coude droits atteints de synovite.

Au niveau du genou, la synoviale est épaissie, assez dure, rénitente dans toute sa moitié inférieure, saine dans sa moitié supérieure.

Léger épanchement articulaire.

Au coude, le cul-de-sac situé entre l'olécrâne et l'épitrochlée est tendu. Le bord interne de l'olécrâne n'est pas saillant. Toute cette région est élargie, mais l'articulation ne contient pas de liquide.

Des mouvements y sont possibles, à l'exception de la supination, au moins à son plus grand degré.

Nous pourrions multiplier ces citations.

Signalons enfin, à propos de ces ostéo-arthropathies hérédo-syphilitiques, de ces pseudo-tumeurs blanches, qu'elles s'accompagnent parfois d'atrophie musculaire et qu'elles évoluent sans symptômes généraux, sauf complication. « Nous ignorons, disent MM. Kirmission et Jacobson, s'il en est de même au début de l'affection. » Les mêmes auteurs rapportent deux observations de Güterbock où on note des fistules aboutissant au squelette ; ces cas très rares paraissent incontestables, puisqu'ils guérirent par le traitement spécifique. Dans une autre observation de Robinson, plusieurs jointures étaient prises, ce qui est exceptionnel ; en même temps on observait des lésions d'ostéo-périostite multiples. Enfin, il nous faut citer ici les trois observations de Falkson (1). La première concerne un cas de syphilis

(1) FALKSON. *Berliner klin. Wochenschr.*, 18 juin 1883. In *Revue de Hayem*, 1884, t. 23.

acquise, la seconde un cas de syphilis acquise ou de syphilis héréditaire, la troisième un cas de syphilis héréditaire.

Obs. VII. — *Syphilis acquise. Arthropathie du coude.* (Voir Falkson, *loc. cit.*)

Homme de 34 ans, atteint 12 ans après son chancre, entre autres accidents, d'une arthropathie du coude : tuméfaction du condyle huméral externe, presque doublé de volume et d'une consistance intermédiaire à celle de l'os et de la gomme, avec intégrité et mobilité de la peau sus-jacente ; un peu de gonflement de la capsule sur le côté de l'olécrâne ; pas d'épanchement.

Le coude dans la flexion à 100° ne peut être ni complètement étendu, ni complètement fléchi. Les mouvements de l'articulation huméro-radiale sont normaux, mais accompagnés de crépitation. Sous l'influence de frictions et de mouvements, guérison.

Obs. VIII. — *Syphilis acquise ou syphilis héréditaire ? Arthropathies de l'épaule et du coude.* (Voir Falkson, *loc. cit.*)

Le membre supérieur droit est atrophié. La circonférence brachiale a 2 centim. de moins qu'à gauche. Les mouvements de l'épaule sont libres, mais s'accompagnent de crépitation. Le condyle huméral externe a un volume de 1 centim. et demi plus considérable que le gauche il est très douloureux à la pression ; le coude est fléchi à angle droit. La pronation et la supination sont douloureuses et accompagnées de craquements. Guérison.

Dans ces deux cas d'arthropathies liées à une ostéite épiphysaire de nature gommeuse, la tendance à l'ankylose est très marquée ; elle n'épargne que l'articulation radio-humérale. Les douleurs spontanées n'existent que pendant la nuit ou pendant un travail pénible. Les douleurs à la pression sont limitées au condyle malade.

Obs. IX. — *Syphilis héréditaire. Arthropathie du genou.* (Voir
Falkson, *loc. cit.*)

Garçon de 11 ans. Genou droit très tuméfié, épaississement de la
capsule, qui au moment de la flexion vient faire une forte saillie aux
deux côtés de la rotule. Épanchement insignifiant. Sensibilité générale
et diffuse à la pression. Mouvements douloureux, lents, mais ayant
conservé toute leur amplitude. En marchant, le jeune garçon évite
de fléchir son membre. Sous l'influence du traitement, amélioration
rapide.

MM. Kirmisson et Jacobson rapportent cette troisième
observation de Falkson. Ils ajoutent : « la terminaison par
ankylose, fréquente suivant les uns, exceptionnelle suivant les
autres, dans l'arthropathie de la syphilis acquise, n'a jamais été
constatée dans la syphilis héréditaire », mais ils font remarquer
que s'il est des arthropathies héréditaires qui s'ankylosent, ce
sont précisément celles qui sont méconnues et non traitées.

Nous avons tenu à citer ces observations de Falkson, relatant des cas d'ankylose, au cours d'arthropathies de syphilis
acquise, puisque, dans la pathogénie de l'ankylose, entre en
ligne de compte, à côté des lésions ostéo-articulaires, la
rétraction des muscles. Nous y reviendrons plus loin.

Il nous reste à parler maintenant d'une dernière variété
d'arthropathie, observée au cours de la syphilis héréditaire tardive : c'est l'arthropathie déformante décrite par Méricamp en
1882. Pour cet auteur, elle serait propre à la syphilis héréditaire. Réunie dans le même groupe que la pseudo-tumeur

blanche, par Danjou (1) qui propose de créer l'identité morbide ostéo-arthropathie déformante, elle est contestée, au point de vue anatomo-pathologique, par Gangolphe (2), qui, des trois types créés par Méricamp n'admet que le second (forme osseuse), chacun des trois types « ne répondant pas à un processus pathologique spécial, mais se rattachant à une période d'évolution de l'ostéo-arthrite ».

Quoi qu'il en soit, ce qui caractérise cette arthropathie déformante, qui peut succéder à la pseudo-tumeur blanche et même à de véritables arthrites purulentes (Bargioni, Wiltshire, Fournier) (3), c'est la déformation épiphysaire, créée par la végétation au niveau des épiphyses des productions ostéophytiques, qu'on rencontre si fréquemment, tant sur la diaphyse que sur l'épiphyse, au cours de la syphilis infantile, et qui, pour Parrot, sont même une des expressions les plus communes et les plus caractéristiques de la diathèse héréditaire. Ces ostéophytes peuvent siéger sur tous les os, mais ont une prédilection marquée pour le crâne et l'extrémité inférieure de l'humérus. « Cette végétation ostéophytique de l'épiphyse bourgeonne à l'ouverture, donnant naissance à des saillies, des mamelons, des apophyses osseuses, dont la situation, le volume et la forme sont susceptibles de toutes les bizarreries possibles, d'où naturellement des anomalies d'aspect, des originalités, et même des excentricités de configuration, qui constituent la caractéristique dominante de cette variété. » (Fournier.)

(1) DANJOU. *Contribution à l'étude clinique des ostéo-arthropathies déformantes dans la syphilis héréditaire tardive*. Th. Paris, 1887.

(2) GANGOLPHE. De l'ostéo-arthropathie syphilitique tertiaire. *Ann. de derm. et de syph.*, 1885.

(3) FOURNIER. *Syphilis héréditaire tardive*.

Par leur développement au niveau ou au voisinage des surfaces articulaires, ces productions ostéophytiques créent d'une part un obstacle matériel, mécanique aux mouvements et, d'autre part, retentissent secondairement sur l'articulation. Les troubles fonctionnels cités par notre maître le professeur Fournier sont : craquements articulaires, difficulté et limitation de certains mouvements, attitudes vicieuses, parfois ankylose dans une attitude normale ou anormale. L'abolition complète ou relative de certains mouvements peut à la longue créer soit des lésions d'atrophie musculaire localisée, soit même un arrêt de croissance dans le membre affecté.

On voit qu'on peut observer dans cette variété d'arthropathie hérédo-syphilitique un ensemble de symptômes fonctionnels plus riche que dans les variétés précédemment décrites (hydarthrose ou pseudo-tumeur blanche). Y observe-t-on de la contracture ?

Etudions d'abord les cas rapportés par Méricamp, d'après une note qu'il a fournie à Defontaine, pour sa thèse (Th. Defontaine, p. 70).

Obs. X. — *Arthropathie du coude (variété déformante) chez un sujet atteint de syphilis héréditaire.* (Duménil, de Rouen, in th. Gressent (1), et d'après Méricamp, obs. XIII.)

Malade âgé de 17 ans, chez lequel il s'agit d'une arthropathie probablement congénitale. La tête du radius est hypertrophiée, déformée, allongée, mais l'olécrâne est intact ; le bord externe de l'humérus, également déformé, se prolonge de trois centimètres plus bas qu'à l'état normal ; aucune douleur dans la jointure ; l'avant-bras

(1) Gressent. *Des manifestations tardives de la syphilis héréditaire.* Th. Paris, 1874.

droit est immobilisé dans la pronation ; l'observation est muette sur les mouvements de flexion et d'extension, mais comme elle dit qu'il y a simple gêne des mouvements, il est légitime de conclure à la presque entière conservation de ces mouvements et à la localisation des lésions dans l'articulation radio-humérale.

La seconde observation, personnelle à Méricamp, rapporte le cas suivant : .

Obs. XI. — *Syphilis héréditaire à accidents précoces et à accidents tardifs. Lésions multiples du pharynx, du voile du palais, de la lèvre supérieure, des fosses nasales. Lésions osseuses. Arthropathies avec arrêt d'accroissement du membre supérieur.*
(In MÉRICAMP, th. Paris, 1882, obs. XII.)

Chez notre malade (28 ans), l'affection a débuté vers l'âge de 5 ans, et a été polyarticulaire, envahissant les deux coudes et l'épaule droite.

Le coude gauche est relativement peu atteint ; rien dans l'humérus et dans l'olécrâne ; mais la tête radiale est très hypertrophiée ; et forme en arrière et en dehors une saillie considérable ; de cette déformation de la tête radiale résulte que l'avant-bras, au lieu de faire avec le bras un angle obtus ouvert en dehors, forme au contraire un angle obtus ouvert en dedans. Au demeurant, tous les mouvements sont conservés, sans craquements articulaires.

Du côté de l'épaule droite, nous notons seulement des craquements articulaires, et une saillie pyramidale, située sur la face externe de l'extrémité supérieure de l'humérus, saillie que soulève le deltoïde.

Le coude droit est déformé à tel point qu'on pourrait au premier abord songer à une luxation complète en arrière ; l'olécrâne a sa forme et sa situation normales, mais la tête radiale hypertrophiée forme en arrière une saillie cuboïde considérable. De même l'humérus est déformé ; un peu au-dessus de la tête radiale, à très peu de distance de l'interligne radio-huméral, est une saillie osseuse de 1 centimètre de diamètre ; au-dessus de l'épitrochlée, sur le bord interne de l'humérus est une seconde saillie, de forme conoïde. Point de douleurs. Intégrité presque complète des mouvements de flexion et d'extension ; gêne considérable, au contraire, et craquements articulaires pendant les mouvements de l'articulation radio-humérale ; ici encore, de même que dans l'observation de Duménil, ce sont les extrémités osseuses adjacentes à l'interligne radio-huméral qui ont été principalement, presque exclusivement atteintes.

Danjou, dans sa thèse déjà citée, rapporte en détail l'observation de Duménil, puis six observations prises dans le service du professeur Lannelongue.

Obs. XII. — *Hyperostose volumineuse des tibias, des cubitus, du radius gauche.* (In thèse de Danjou, Paris, 1887, obs. II.)

Enfant de 8 ans, hérédo-syphilitique.

« .·. Dans l'avant-bras gauche, il existe des hyperostoses sur le radius et le cubitus. La périostose radiale occupe le tiers inférieur de cet os environ ; l'épiphyse radiale ainsi que la diaphyse sont augmentées de volume et bosselées. Par suite du gonflement de l'épiphyse inférieure du radius, la main est déviée et déjetée en dedans ; mais l'articulation du poignet est entièrement libre et la synoviale parfaitement saine ; tout se borne au gonflement de l'os.

. L'hyperostose du cubitus gauche occupe le quart supérieur de cet os ; le gonflement est fusiforme et il comprend la base de l'olécrâne. Cette augmentation de volume de la partie supérieure du cubitus, ou plutôt la déformation de cette extrémité rend impossible l'extension du bras ; mais l'articulation du coude est parfaitement saine. Enfin, notons une atrophie assez marquée des muscles de la région.

Les observations III et IV, de Danjou, ont fait l'objet d'une leçon du professeur Lannelongue (1).

(1) Lannelongue. Diagnostic des arthrites syphilitiques. *Bulletin médical*, 20 mars 1887.

Nous les résumerons ici :

Obs. XIII. — *Syphilis héréditaire. Manifestations diverses. Ostéo-arthropathies déformantes des coudes et des genoux.* (In thèse de Danjou, obs. III, résumée.)

S... Auguste, âgé de 13 ans. Les symptômes de la syphilis ont passé inaperçus jusqu'à 11 ans. A cette époque, il se plaignit des genoux ; il y avait de la douleur et du gonflement ; il lui fallut garder le lit pendant six mois et ces accidents furent attribués au rhumatisme ; les douleurs s'apaisèrent, l'enfant se remit à marcher, mais la tuméfaction au lieu de rester stationnaire ne fit qu'augmenter. Enfin, il y a trois mois, le coude droit fut pris : ce furent d'abord des douleurs qui apparurent vives et continues, puis les mouvements se limitèrent, l'extension complète devint impossible, la flexion ne dépassant pas l'angle droit, les muscles du bras s'atrophièrent et alors le mot d'ankylose ayant été prononcé, l'enfant fut amené à l'hôpital.

Actuellement. — *Membre supérieur droit.* — L'articulation du coude proprement dite n'offre pas la moindre trace de lésions : synoviale, capsule, ligaments présentent leur consistance et leur sensibilité normales.

Mais il n'en est pas de même du squelette : l'extrémité inférieure de l'humérus, surtout l'épicondyle dans sa portion articulaire, sont le siège d'une tuméfaction considérable ; au lieu de cette crête que l'on sent normale du côté gauche, on ne peut délimiter ici qu'une saillie mousse, épaisse d'un pouce de diamètre, oblongue dans le sens du bord de l'os, ressemblant à un cal de consistance normale, lisse à sa surface et se continuant sans limites précises avec les parties voisines, un peu douloureuse seulement à la pression. Rien à l'épitrochlée, le cubitus est normal. La cupule du radius est intacte, mais son col est augmenté de volume, et tout le tiers supérieur de l'os donne la sensation d'une tuméfaction cylindroïde. Pas le moindre retentissement de ces lésions périarticulaires sur la cavité articulaire et sur les organes périphériques. Le ganglion sus-épitrochléen est intact. Les mouvements qui sont encore possibles s'exécutent sans la moindre douleur.

Les muscles de l'avant-bras et du bras sont atrophiés. L'épaule, le poignet et la main sont intacts.

Membre supérieur gauche. — Le squelette n'offre rien de particulier à signaler : pas de gêne fonctionnelle, pas de déformation apparente, un peu de maigreur de l'avant-bras et du bras ; mais l'épaule est atteinte au même degré et de la même façon que le coude droit et les deux genoux ; le bord axillaire de l'omoplate est empâté, épais, et il est facile de s'assurer que l'hyperostose se prolonge presque dans la fosse sous-scapulaire. De plus la pression détermine une très légère douleur.

Membre inférieur droit. — Fémur normal. Sur le tibia, légère hyperostose de l'épiphyse supérieure plus accentuée au niveau de la tubérosité interne ; la diaphyse, légèrement bombée, est le siège d'inégalités mamillaires.

Membre inférieur gauche. — En palpant le fémur de haut en bas, on sent un épaississement fusiforme de tout le tiers inférieur de l'os, une sorte de boursouflure circulaire à surface chagrinée à laquelle adhère la masse musculaire. A ce niveau la pression détermine de la douleur. Le tibia est très modifié dans sa forme par les lésions dont il est porteur ; son épiphyse supérieure est complètement transformée par l'hyperostose : c'est un gonflement général, quoique prédominant du côté interne, arrondissant les angles, soulevant les faces, empâtant toute saillie naturelle, rendant cette extrémité massive et informe, d'aspect cagneux, absolument méconnaissable. La diaphyse est atteinte, bien peu relativement à l'épiphyse supérieure ; le processus semble s'éteindre en l'atteignant, il faut cependant signaler de légères nouures ostéopériostées que l'on sent sur la face antéro-interne. Malgré les lésions de l'épiphyse supérieure, l'articulation du genou est absolument respectée ; tous les mouvements sont faciles et s'exécutent dans toute leur étendue physiologique ; il n'y a pas ombre d'hydarthrose, pas ombre de craquements. Rien dans le péroné, ni dans le pied.

Symptômes généraux nuls.

Traitement spécifique (KI et injection de calomel), amélioration en moins de huit jours. Les hyperostoses ont diminué, les mouvements du coude ont récupéré presque leur entière amplitude et la modification est telle que l'examen du malade, quinze jours après, ne donnait qu'une idée imparfaite de ce qu'il était à son entrée à l'hôpital.

Obs. XIV. — *Syphilis héréditaire, manifestations multiples. Ostéo-arthropathies déformantes dans des sièges divers.* (In thèse Danjou. Obs. IV, résumée.)

Enfant de 8 ans et demi.

Membre inférieur gauche. — Rien à la partie supérieure du fémur; l'articulation coxo-fémorale et intacte et se prête à tous les mouvements ; ce qui attire tout d'abord l'attention, c'est une forte hypertrophie des condyles fémoraux, puis sur la tubérosité et les condyles latéraux du tibia, on sent une épaisse saillie, qui donne à toute l'épiphyse une forme inusitée et un volume tellement considérable qu'entre toutes ces proéminences la rotule s'enferme et disparaît. A l'union du tiers supérieur et du tiers moyen, sur l'étendue de 5 centim., hyperostose gommeuse. Les malléoles paraissent normales. Malgré son volume énorme, l'articulation du genou est absolument intacte, aussi bien dans sa cavité que dans ses parties molles péri articulaires, il en est de même de l'articulation du cou de-pied : dans l'une comme dans l'autre, tous les mouvements sont possibles et s'exécutent facilement et sans douleur. La pression sur ces différentes saillies osseuses anormales ne provoque pas de douleur.

Membre inférieur droit. — Le fémur est un peu moins atteint ; la saillie du condyle interne est moins prononcée qu'à gauche. Le tibia porte sur son épiphyse et sa partie moyenne une série de déformations remarquablement symétriques à celle du côté opposé, mais plus accentuées.

A partir de la tubérosité antérieure, on voit et surtout on sent sur la crête tibiale une série de saillies mousses séparées par des dépressions, nouures qu'on peut suivre sur les côtés de l'os, et qui forment comme des anneaux transversaux échelonnés. Comme à gauche, un peu au-dessus de la partie moyenne, hyperostose gommeuse.

L'extrémité inférieure de l'os présente de grandes modifications, la malléole tibiale est bombée, couverte d'inégalités mamillaires saillantes, le bord inférieur est épais, arrondi, inégal ; le bord antérieur de l'épiphyse est plus saillant et sa largeur est augmentée d'au moins un tiers. La malléole externe n'a rien d'anormal ; ici, comme à gauche, on s'assure facilement de l'intégrité absolue des articulations au voisinage des plus importantes lésions des épiphyses.

Membre supérieur droit. — Muscles du bras très atrophiés. Au niveau de la partie moyenne, sur la face antéro-externe, longue cicatrice verticale, vestige d'une opération remontant à trois ans, adhérant à sa partie inférieure à l'épicondyle, qui forme une saillie très acuminée se détachant brusquement de l'humérus, et au-dessous dominant le radius dont elle gêne les mouvements. Un peu d'épaississement de l'extrémité inférieure du radius, non modifié dans sa forme ; le cubitus volumineux dans son tiers supérieur présente au-dessous de l'olécrâne des bosselures et des inégalités ; sa partie inférieure, surtout au niveau de la tête, est hyperostosée dans son ensemble ; à 2 centim. en avant de cette extrémité, existe une dépression de l'os tapissée par une cicatrice adhérente à l'os même, lisse sur les bords, trace d'une fistule, dont l'enfant fut soignée il y a six mois, et d'où on retira à cette époque deux parcelles d'os. Même lésion du deuxième métacarpien.

Malgré le voisinage de ces lésions épiphysaires, les articulations du coude et du poignet n'offrent rien d'anormal ; pas le moindre retentissement ni extra ni intra-articulaire. La seule chose importante à signaler, c'est la gêne mécanique apportée aux mouvements de l'extrémité supérieure du radius.

Membre supérieur gauche. — Coude volumineux. L'humérus, à la partie moyenne de sa face postérieure, présente une grosseur arrondie, douloureuse à la pression ; le radius dans son tiers inférieur est volumineux ; il forme un renflement appréciable surtout à la face dorsale, renflement mamelonné, fusiforme, qui s'atténue en arrivant à l'articulation du poignet, laquelle est libre. Main gauche, présentant des lésions d'ostéite gommeuse, comme à droite.

Nous avons tenu à citer assez complètement ces deux observations, tant pour les traits communs qui les rapprochent de la nôtre que parce qu'elles nous permettent de donner, à leur propos, l'opinion du professeur Lannelongue (Clinique chirurgicale. *Bulletin médical*, 20 mars 1887).

Parlant du 1ᵉʳ malade, le professeur Lannelongue dit :

« Vous voyez que si les mouvements sont gênés, cela ne tient en rien à une maladie de l'articulation ; si la flexion ne dépasse pas l'angle droit, si l'extension reste incomplète d'au moins 45°, l'unique cause en doit être cherchée dans un obstacle mécanique tenant à la disproportion de certaines parties du squelette. » A propos des membres inférieurs, devant cette hyperostose rendant l'extrémité supérieure du tibia, massive, informe, absolument méconnaissable : « Je vous ferai remarquer encore et surtout l'intégrité absolue de l'article, tous les mouvements sont faciles. »

Pour le second malade : « Chez ce malade, comme chez le premier les articulations sont restées indemnes. »

Enfin le professeur Lannelongue conclut ainsi : « Je finis par le point même sur lequel j'ai insisté au début de cette leçon ; vous retiendrez comme trait le plus précieux, le plus significatif de ce tableau clinique, l'intégrité des articulations au voisinage des plus importantes lésions des épiphyses. »

Les autres observations de Danjou rapportent des cas analogues d'ostéo-arthropathies hérédo-syphilitiques.

Obs. XV. — *Syphilis héréditaire précoce. Ostéo-arthropathie déformante des coudes. Exosto-périostose des humérus, accidents cutanés.* (In th. Danjou, Obs. V.)

Enfant de 2 mois et demi. — …La lésion siège exclusivement sur l'épiphyse inférieure de l'humérus, les os de l'avant-bras étant respectés. Les mouvements volontaires et communiqués, quoique douloureux, s'exécutent dans toute leur étendue physiologique.

Obs. XVI. — *Syphilis héréditaire; manifestations diverses. Gomme de l'extrémité inférieure du radius droit. Ostéo-arthropathie déformante du poignet droit.* (In th. DANJOU, obs. VI.)

Enfant de 15 ans. — ...L'articulation radio-carpienne est parfaitement saine de même que les parties environnantes ; et si les mouvements de pronation et de supination ne peuvent s'exécuter, c'est à une cause mécanique qu'il faut l'attribuer, cause mécanique en rapport avec le développement anormal de l'extrémité inférieure du radius.

Obs. XVII. — *Syphilis héréditaire, manifestations diverses, ostéo-arthropathies des coudes et des genoux.* (In th. DANJOU, obs. VII.)

Enfant de 9 ans et demi. — ...Les cubitus sont le siège d'une hyperostose de la partie postéro-supérieure de leur corps ; l'olécrâne tout entier participe à ce gonflement d'une façon très appréciable ; mais l'articulation du coude est parfaitement saine.

L'articulation des genoux est remarquable par une augmentation considérable de son volume. Il existe un genu valgum double, par hyperostose du condyle interne du fémur. L'articulation est saine dans ses parties molles périarticulaires, la cavité articulaire n'a subi aucune modification dans sa manière d'être.

Nous voyons donc que dans l'ostéo-arthropathie déformante de Méricamp, les symptômes fonctionnels sont, comme dans les autres variétés, tout à fait au second plan. Le seul symptôme fonctionnel consiste en douleurs spontanées, douleurs ostéocopes, surtout marquées au début (obs. XIII), et en douleurs plus ou moins vives à la pression. Sans doute, dans ce type d'ostéo-arthropathie déformante, les mouvements de l'articulation sont souvent gênés, limités, mais cette

gêne, cette limitation de mouvements sont d'origine purement mécanique ; elles sont dues à l'obstacle matériel créé
par l'hyperostose épiphysaire ; l'olécrâne par exemple, trop
volumineux pour rentrer dans la cavité olécrânienne, rendant
de ce fait l'extension complète impossible. Il en résulte évidemment une certaine immobilisation de la jointure, d'où
troubles de nutrition, atrophie, voire un certain degré d'ankylose ; mais on n'observe pas, comme dans la tuberculose, — et
ce point est capital pour le diagnostic, — ces phénomènes
d'arthrite réactionnelle, caractérisés par un épanchement plus
ou moins considérable, l'épaississement de la capsule, la
sensibilité des culs-de-sac, et enfin cette « contracture musculaire par vigilance » qui limite les mouvements d'une manière
active et non mécaniquement (Lannelongue). Même lorsqu'ils
déterminent de la douleur, les mouvements peuvent s'exécuter dans toute leur étendue, comme en témoigne l'observation V de Danjou (obs. XV).

« De toutes les arthrites chroniques, dit M. Kirmisson (1),
l'arthrite syphilitique est la seule qui présente cette marche
insidieuse, avec conservation presque complète des fonctions
du membre. Les troubles fonctionnels sont beaucoup moin-
dres que dans les autres variétés d'arthrite chronique. Il n'y a pas
d'attitude fixe, pas de contracture musculaire, souvent l'amplitude des mouvements est à peu près normale. Tel malade
dont le genou offre une tuméfaction énorme, meut encore sa
jointure avec une grande facilité. Dans les autres variétés
d'arthrites chroniques, et dans les arthrites tuberculeuses en
particulier, on n'observe que bien rarement une pareille
intégrité des mouvements. »

(1) KIRMISSON. *Des arthrites syphilitiques. Bulletin médical*, 29 mai 1889.

B.   3

Nous croyons avoir surabondamment montré, à l'aide d'observations et de citations qu'on nous pardonnera d'avoir fait si nombreuses, que les symptômes fonctionnels articulaires — et en particulier la contracture musculaire — manquent le plus souvent dans les arthropathies syphilitiques.

CHAPITRE II

Avant d'étudier les cas d'arthropathies syphilitiques où on a observé de la contracture, examinons rapidement, pour les éliminer, ceux où cette contracture s'est sans doute montrée, mais accompagnée d'autres phénomènes morbides, sans être en un mot le phénomène prédominant, noté. Ce sont d'abord les observations comme celles que rapporte Gangolphe (1) au cours d'une étude déjà citée.

Cette observation a trait à un syphilitique de 23 ans, peut-être héréditaire tardif, qui a de la raideur et de la gêne des articulations, notamment de l'épaule et du coude. Les mouvements provoquent des craquements ; les doigts, les mains, les avant-bras sont dans une demi-flexion que le malade conserve pour éviter la douleur. Il y a certes là de la contracture, mais elle n'a sans doute rien d'obligatoire, ni de fixe, et on peut la rapprocher des cas où des malades ayant une arthropathie du genou, avec laquelle ils marchent, maintiennent cependant, au repos au lit, leur membre dans la flexion.

Ce sont ensuite des faits d'arthropathies avec tendance à l'ankylose. Nous rappellerons ici les observations de Falkson, citées plus haut. Ici encore la contracture entre en ligne de compte, à côté de lésions ostéo-articulaires, dans la pathogénie de l'affection. Mais, même dans les cas où cette tendance à

(1) GANGOLPHE (*Loc. cit.*, page 23).

l'ankylose est très accentuée, où l'atrophie, la déformation, l'attitude demi-fléchie peuvent faire croire tout d'abord à une tumeur blanche, où les mouvements d'extension et de flexion sont limités à un angle de 10 à 12°, comme dans la remarquable observation de Danlos (1), il faut surtout tenir compte, dans la limitation des mouvements, de l'obstacle mécanique.

Voyons maintenant les cas où la contracture musculaire est le phénomène important. Mais, avant de rapporter les observations ayant trait à la contracture musculaire dans les arthropathies hérédo-syphilitiques — et en particulier à la contracture du biceps — il convient de nous demander si cette contracture n'a pas été notée, décrite, au cours des arthropathies de la syphilis acquise.

Rasch (2), dans l'étude sur la chondro-arthrite syphilitique, où il insiste sur le peu d'intensité des phénomènes subjectifs, rapporte un cas où il a observé de la contracture.

D'autre part, Voisin, dans sa thèse (*Contribution à l'étude des arthropathies syphilitiques*, Paris, 1875) rapporte l'observation suivante :

Obs. XVIII. — *Tumeur blanche syphilitique du coude chez une malade ayant présenté, huit années auparavant, des accidents secondaires. — Gomme ramollie à la partie interne du coude. — Ozène. — Amélioration rapide sous l'influence du sirop de Gibert.* (In Th. citée de Voisin, obs. IX, résumée.)

O..., Amélie, 34 ans, entrée le 25 octobre 1875 dans le service du professeur Gosselin.

Il y a 8 ans, elle a présenté une éruption sur tout le corps, avec de

(1) DANLOS. Arthropathie syphilitique. *Ann. de Dermat. et de Syph.*, 1896.
(2) Recherches sur la syphilis articulaire. In *Revue Hayem*, 1892, t. 39.

la périostite au niveau des deux tibias et des plaques muqueuses dans la bouche. KI, guérison. — Deux ans plus tard, céphalée intense, et ostéo-périostite de la clavicule droite. Guérison par le traitement mixte.

En janvier 1875, cette malade s'aperçut d'une légère douleur dans le coude gauche et d'une raideur dans ses mouvements. Les douleurs étaient plus vives la nuit et au réveil de la malade. Au bout d'un mois, cette femme, qui ne pouvait plus plier et allonger le bras complètement, s'aperçut d'une grosseur au côté interne de son coude, grosseur qui augmenta progressivement, amenant une gêne de plus en plus grande dans l'articulation, et des picotements et de l'engourdissement dans les deux derniers doigts. Vers le mois de mars, ozène et affaissement consécutif des os du nez. — La malade ne fait aucun traitement spécifique depuis 6 ans.

ÉTAT ACTUEL, 28 octobre. — Le coude gauche est bien plus volumineux que l'autre ; il mesure 3 centim. de plus de circonférence.

Le bras est dans la flexion à angle droit. Impossibilité de l'allonger complètement à cause de la contraction du biceps. On sent en effet, quand on veut allonger ce membre, le tendon du biceps qui fait un relief très apparent sous la peau. Ce muscle de plus est douloureux à la pression. La bourse synoviale bicipitale n'est pas tuméfiée. La flexion complète est impossible également, la malade ressent une gêne de l'articulation du coude et elle ne peut avec sa main gauche faire le nœud de sa cravate et à plus forte raison se gratter l'épaule du même côté avec cette main. Les mouvements de pronation et de supination s'exécutent assez bien ; cependant la supination s'exécute plus difficilement que la pronation. — A la partie interne du pli du coude, au niveau de l'épitrochlée, au-dessus d'elle et un peu en avant, tumeur arrondie, mollasse, grosse comme une noix, donnant un peu de sensation de fluctuation et ne se réduisant pas par la pression. Elle paraît adhérente au périoste, mais on ne peut la pédiculiser à ce niveau. La peau, au contraire, glisse facilement sur elle et ne présente aucune coloration anormale. Quand on presse avec les doigts sur cette tumeur, on provoque une légère douleur, et des fourmillements au bout des deux derniers doigts. De plus, on sent derrière elle, quand on tâche de la bien limiter, une crépitation ressemblant à l'écrasement de grains riziformes. Pendant la nuit, la malade ressent au niveau de cette grosseur ainsi qu'autour de toute l'articulation des douleurs qui l'empêchent parfois de dormir.

L'épitrochlée de ce côté est plus volumineuse que du côté opposé, légèrement douloureuse à la pression.

L'olécrâne du même côté paraît aussi plus volumineux que celui du côté opposé, et il est légèrement douloureux.

De chaque chaque côté de l'olécrâne, les dépressions normales de l'articulation sont effacées. On sent un peu de fluctuation et de l'épaississement de la capsule articulaire, il n'y a pas de plaques indurées. L'articulation du radius à sa partie supérieure ne présente rien d'anormal. Le pli du coude n'offre rien de particulier non plus, si ce n'est la saillie du biceps qui forme relief.

Aucun trouble de sensibilité, si ce n'est parfois et surtout quand on comprime la tumeur, des douleurs du côté des deux derniers doigts, où la malade ressent quelques fourmillements.

Traitement: 2 cuillerées de sirop de Gibert.

9 novembre. La tumeur ainsi que toute l'articulation ont diminué de volume. Un centimètre en moins de circonférence. Mouvements plus étendus surtout dans la flexion ; la malade peut maintenant toucher à son épaule du même côté. L'extension complète est encore impossible. La contraction du biceps persiste. Douleurs moins vives, la malade dort mieux.

Le 15. Plus d'agilité dans le bras ; les douleurs nocturnes ont diminué. Extension encore impossible, mais la flexion, la pronation, la supination s'effectuent très bien.

La dépression de chaque côté de l'olécrâne est plus apparente, la fluctuation est moins facile à percevoir, la synoviale paraît moins épaisse. La tumeur du côté interne a diminué. — 3 cuillerées de sirop de Gibert.

Le 22. Le coude malade ne mesure plus qu'un demi-centimètre de plus que celui du côté opposé, l'olécrâne est moins volumineux, il est beaucoup moins douloureux à la pression ; l'épitrochlée est moins volumineuse, mais toujours un peu douloureuse. Les mouvements sont presque revenus à l'état normal.

Passons maintenant aux cas de syphilis héréditaire.

MM. Kirmisson et Jacobson ont rapporté, dans leur étude si souvent citée par nous, l'observation suivante : c'est un cas de syphilis héréditaire précoce.

Obs. XIX. — *Hérédo-syphilis probable. Arthropathie de la hanche gauche.* (In Kirmisson et Jacobson. *Loc. cit.*, obs. III).

Lucien Ar..., âgé de 11 jours, né le 24 août 1896, est amené aux Enfants-Assistés. Aucun renseignement.

5 septembre 1896. L'enfant se présente à nous avec la cuisse gauche dans la flexion à angle droit sur le bassin ; elle est maintenue dans cette position par la contracture musculaire, et on n'arrive pas à la placer dans l'extension complète.

Tout autour de l'articulation coxo-fémorale et spécialement en haut et en arrière, à la région fessière et derrière le grand trochanter, existe un empâtement manifeste qui est même rénitent par places, comme s'il y avait du liquide dans l'articulation.

L'enfant est petit, sa peau est violacée, marbrée ; sur les bourses, à la face inférieure de la verge, à la naissance des cuisses, il existe des excoriations sans caractère.

La moitié droite du scrotum paraît épaissie : il paraît y avoir un peu d'hydrocèle vaginale.

Il n'existe pas de traces de syphilis évidente (examen des organes négatif, pas de gros foie).

On fait une ponction exploratrice à la seringue de Pravaz immédiatement en arrière du grand trochanter : on ne retire que quelques gouttes de sang.

Sans diagnostic bien précis, l'enfant est mis au traitement (frictions mercurielles et bains de sublimé).

Dès la deuxième friction, l'empâtement diminue, l'enfant augmente de poids.

29 septembre 1896. L'empâtement a presque totalement disparu.

L'enfant exécute des mouvements spontanés avec le membre malade et on peut faire mouvoir ce membre sans provoquer de cris.

14 octobre. L'affection peut être considérée comme guérie; à peine persiste-t-il quelques légers frottements et un tout petit peu de flexion de la cuisse sur le bassin. Les mouvements sont indolores et très étendus.

A aucun moment de son séjour à l'hospice l'enfant n'a présenté de fièvre.

Pour MM. Kirmisson et Jacobson, cette observation, qui diffère des autres de par l'attitude vicieuse du membre et les phénomènes douloureux, est un exemple d'une de ces arthropathies à évolution subaiguë, dont la nature est encore mal connue, et qu'il faut placer entre la forme aiguë de l'arthropathie hérédo-syphilitique, décrite par Max Schüller—et d'ailleurs fort contestée par ces auteurs — et la forme chronique commune. M. Kirmisson et Jacobson supposent que l'arthropathie subaiguë peut être le stade de début, la phase primitive de l'arthropathie chronique.

Nous arrivons enfin aux observations concernant les cas de contracture musculaire au cours d'ostéo-arthropathies de la syphilis héréditaire tardive. Dans ces deux observations, il s'agit de contracture bicipitale.

OBS. XX. — *Syphilis héréditaire tardive à manifestations multiples. Fièvre syphilitique. Erysipèle à la suite duquel disparaît la fièvre syphilitique. Hautes doses de mercure et d'iodure avec bons résultats. — Récapitulation, par* LUIGI COR-TELLA. *Contribution à l'étude de la syphilis héréditaire tardive. (Journal italien des maladies vénériennes et de la peau, juillet, août 1886.)*

Cette observation relate dans tous ses détails un cas remarquable de syphilis héréditaire tardive observé pendant cinq mois à la clinique dermatologique du professeur Campana, de Gênes, chez une malade de 21 ans. Le diagnostic porté était :

Ostéo-chondrite épiphysaire, synovite du genou gauche, contracture syphilitique des biceps avec ankylose angulaire des avant-bras, périostose, gommes sous-cutanées, syphilides nodulo ulcéreuses, atrophie des ganglions lymphatiques, hépatite interstitielle diffuse avec foyers gommeux et dégénérescence amyloïde à forme miliaire, splénite diffuse et dégénération amyloïde, infantilisme et syphilis dentaire.

Nous n'avons traduit de cette très longue et très complète observation que ce qui a trait à notre sujet.

Antécédents. — Rien de particulier dans les antécédents de notre malade. Elle a eu les maladies communes à l'enfance ; elle n'est pas encore réglée. Il y a deux ans environ, a séjourné dans un hôpital pour polyarthrite.

Elle ne peut rien dire des maladies de ses parents ; elle ne nie pourtant pas qu'ils n'aient été, spécialement sa mère, atteints de syphilis. La malade ne peut dire grand'chose de ses souffrances actuelles et de la polyarthrite qui lui avait causé depuis plusieurs années la tuméfaction du genou gauche et de laquelle, d'après son dire, elle ne fut plus débarrassée. La tuméfaction s'est ensuite étendue à l'articulation du coude, puis à celle du genou droit, puis à celle des épaules, tuméfactions qui augmentaient après avec fatigue quelconque. — Ces faits se sont suivis dans l'espace d'une année environ. — Il y a trois mois environ, sur l'articulation de l'épaule gauche enflée et douloureuse, la malade a observé une petite pustule tout autour de laquelle s'en sont formées d'autres, qui s'étant ouvertes spontanément donnèrent passage à un liquide séro-purulent et formèrent une solution de continuité qui dans la suite s'est en partie réparée. Au bout de huit jours, le même processus s'est rejeté sur l'épaule droite ; elle ne s'en est plus guérie.

État actuel. — 20 novembre 1885. Notre malade est une fille de 21 ans. Développement défectueux du squelette et des muscles ; panicule adipeux sous-cutané très peu développé, spécialement au niveau des glandes mammaires, dont il n'y a trace qu'au mamelon. La peau est de couleur pâle, très fine et transparente, de sorte qu'en bien des points se dessine le réseau veineux sous-cutané ; elle est peu élastique. Sur toute la surface cutanée, à l'exception de la tête et des parties génitales externes, on ne trouve aucune trace de système pileux.

Phénomènes subjectifs. — Les phénomènes morbides subjectifs que la malade présente sont une douleur gravative à la région frontale vers le soir (céphalée), une douleur durant la nuit dans les articulations des coudes, du genou droit, et dans les tibias. Ces douleurs s'avivent à la pression. L'examen des organes nerveux a donné des résultats parfaitement normaux.

Membres thoraciques. — A l'inspection, le membre thoracique gauche présente des différences de volume relativement à sa configuration normale. Tandis qu'il apparaît d'un volume presque normal dans son tiers supérieur, il se présente dans son tiers moyen notablement tuméfié, pour reprendre ensuite le volume normal dans le tiers inférieur.

Les mensurations pratiquées sur les bras donnent :

Tiers supérieur, circonférence............... 18 cm.
— inférieur............................ 20 cm.
A l'articulation du coude................... 24 cm.

En étudiant les dites altérations sur le bras, nous trouvons que ce développement anormal s'est produit principalement aux dépens du tissu sous-cutané et de l'os. La peau est brillante, tendue ; on ne peut la plisser ni la faire glisser sur les tissus sous-jacents. Le tissu sous-cutané est serré, dur, non mobile sur les parties profondes. En outre, au niveau de l'extrémité inférieure de l'humérus, un peu au-dessus de l'épicondyle, on palpe un nodule de la grosseur d'une fève, qui peut facilement se circonscrire, adhérent aux tissus sous-jacents, mollasse, et qui, ponctionné, laisse sortir un liquide séro-purulent, sanguinolent, mêlé à des lambeaux de tissu nécrosé. Au-dessus de l'épitrochlée, on palpe un autre nodule de la grosseur d'une noisette, dur, nettement circonscrit.

En cherchant à établir l'état des os sousjacents, nous trouvons que l'humérus est augmenté de volume dans son tiers inférieur, augmentation qui disparaît insensiblement vers la partie moyenne, ce qui donne à cet os un aspect de massue.

Cette augmentation de volume s'étend également en coude ; les têtes articulaires du radius et du cubitus sont tuméfiées, irrégulières ; l'olécrâne est lui-même volumineux, de sorte qu'il n'est pas complètement embrassé dans la fossette olécrânienne de l'humérus.

On observe en outre ces anomalies dans la fonction de ce membre ; en premier lieu, on note que la malade tient ce membre en demi-flexion, et ne peut fléchir l'avant-bras sur le bras que jusqu'à l'angle droit ; l'extension n'est possible que jusqu'à un angle de 85° environ.

En même temps, nous voyons à la face de flexion du membre thoracique gauche que le tendon du biceps brachial est proéminent et tendu par un état permanent de contraction de ce muscle, un peu réduit de volume. La pronation complète n'est pas possible ; la conformation de l'avant-bras et de la main est normale.

Dans le membre thoracique droit, nous trouvons à noter la contraction permanente du biceps brachial, l'augmentation de volume des têtes articulaires avec tuméfaction et légère déformation de l'extrémité inférieure de l'humérus. En outre, les mouvements de flexion et d'extension de l'avant-bras sur le bras sont un peu limités et l'extension complète n'est pas possible. Ici encore, le mouvement de rotation et de pronation de l'avant-bras est légèrement entravé par un obstacle dans l'articulation du coude, tandis que les articulations de la main sont normales comme de l'autre côté.

Nous résumerons rapidement ce qui, dans l'observation, concerne les membres inférieurs.

Membres abdominaux. — Tuméfaction portant sur la cuisse du côté gauche ; sur la jambe du côté droit. Longueur des deux membres mesurée du grand trochanter à la malléole externe : 78 centimètres des deux côtés.

La peau du membre droit est pâle, très finie, à veinosités marquées, peu élastique au niveau du genou où elle a perdu sa mobilité et ne peut être plissée que grossièrement, en plis épais. Tissu cellulaire de la cuisse droite induré, muscles peu développés.

A la palpation, le fémur droit est augmenté de volume dans sa partie moyenne.

L'articulation du genou droit est tuméfiée, déformée, les fossettes pararotuliennes disparues et les sillons sus et sous-rotuliens peu accentués. La rotule a une mobilité extraordinaire ; il y a du liquide dans l'articulation. Le tibia droit est légèrement augmenté de volume sur son côté interne ; la crête est un peu irrégulière. Le pied ne présente rien d'anormal. Le fonctionnement de ce membre n'est pas parfait ; le mouvement de flexion de la jambe sur la cuisse est limité par suite des altérations articulaires. L'extension est normale. A la pression, on rencontre un point douloureux au niveau du condyle externe du fémur.

Membre abdominal gauche. On ne trouve rien de notable dans la moitié supérieure. Le tibia gauche est augmenté de volume dans toute sa portion diaphysaire, principalement du quart supérieur au tiers inférieur, accroissement de volume qui se révèle tant à l'inspection qu'au palper ; cette tuméfaction est dure, irrégulière.

Rien de remarquable dans les parties molles des deux jambes.

ÉTAT AU 15 MARS. — Amélioration de l'état des os. On ne trouve plus qu'une légère tuméfaction de l'articulation du coude gauche avec une légère flexion du membre, tandis que les articulations du coude droit et du genou sont normales et ont recouvré tous leurs mouvements. Les accroissements de volume des os décrits dans le fémur et le tibia persistent cependant, mais à un moindre degré. Les mensurations actuelles ne peuvent se comparer avec les précédentes parce que, par suite d'une meilleure nutrition des parties molles, on constate une augmentation de volume des membres eux-mêmes.

La malade a pris durant son traitement, 494 gr. 75 d'iodure de potassium et 0,67 de sublimé corrosif par voie hypodermique.

Oʙs. XXI (personnelle). — *Syphilis héréditaire tardive. Ostéo-arthropathie déformante des coudes avec contracture bicipitale double.* Service du professeur Fourɴɪᴇʀ, hôpital Saint-Louis, salle Henri IV. — Année 1897.

Aimée C..., 10 ans et demi.

Cette enfant est manifestement une hérédo-syphilitique. Son père a consulté à l'hôpital Saint-Louis, en 1885, 4 mois après son mariage, pour des accidents spécifiques, dont il a été traité par des pilules. Il est mort, il y a 3 ans et demi, à l'âge de 33 ans, de la poitrine. La mère n'a jamais eu d'accidents.

Six enfants sont nés du mariage. Ils sont tous venus à terme. Deux seulement survivent ; celle-ci qui est l'aînée, et qui, à sa naissance, était, au dire de la mère, un bel enfant ; et une sœur cadette, actuellement âgée de 9 ans. — Les quatre autres enfants sont morts en bas âge ; le premier et le troisième, à 2 mois d'entérite ; le second, à 20 mois du croup ; le quatrième à 14 mois de méningite tuberculeuse.

A l'âge de 2 ou 3 mois. Aimée C... eut des « boutons dans le nez », un coryza, dont elle fut soignée par des frictions, après consultation à la Maternité de Lariborisière, où la mère avait accouché.

Peu de temps après, apparurent de petits boutons sur les fesses, les cuisses et les doigts. Au bout d'un an de traitement spécifique, suivi d'une façon intermittente, l'état du nez s'améliora, les boutons disparurent.

L'enfant eut ses premières dents à 6 mois, mais les autres vinrent lentement. A 28 mois, elle en avait 6. Nourrie au sein par sa mère pendant 11 mois, elle marcha seulement à 18 mois, parla à 22.

A l'âge de 2 ans, l'enfant souffrit, pendant trois jours, de violentes douleurs de tête qui firent croire à un début de méningite. Depuis cette époque, les douleurs de tête ont reparu de temps en temps.

A l'âge de 3 ans, la mère cessa tout traitement ; l'enfant alla à peu près pendant deux ans ; puis, à l'âge de 5 ans, l'écoulement du nez reparut, qui fut traité par des cautérisations. (Peut-être s'agissait-il d'un polype) ? En même temps, apparurent des douleurs dans les jambes, qui devinrent très faibles, se dérobant à chaque instant, d'où des chutes fréquentes ; des douleurs dans la tête, dans le bras droit, notamment dans le coude. Ces douleurs étaient assez vives, arrachaient des cris nocturnes à la petite malade. C'est à cette époque que la mère s'aperçut d'un genu valgum.

Depuis, elle a consulté, pour ces douleurs osseuses, de différents côtés, en ville et à l'hôpital, à Trousseau, aux Enfants-Malades, à Saint-Louis et le traitement spécifique fut suivi, mais toujours d'une façon irrégulière.

C'est vers l'âge de 7 ans, c'est-à-dire deux ans après les douleurs dans le bras droit, et spécialement du coude, qu'apparurent les phénomènes de contracture sur lesquels nous devons insister. Auparavant, notons que, depuis le début de l'affection par les douleurs, le coude s'était peu à peu déformé, « le bras s'était retourné », dit la mère.

A cette époque donc, dans le membre supérieur droit, parfois douloureux et déformé au niveau de l'articulation du coude, voici, d'après les renseignements de la mère, ce qu'on observait : Plus spécialement le soir, et pour le dire en passant, au moment d'accès fébriles qui prenaient souvent à cette heure, l'enfant ressentait une douleur brusque dans le coude, douleur pas très forte et qui était suivie immédiatement d'un soubresaut, d'une contraction vive, qui mettait le bras en flexion. Cette flexion allait jusqu'à l'angle droit envi_ ron ; l'enfant pouvant encore se servir de son bras pour manger, mais difficilement ; et quand on essayait d'allonger le bras, on voyait au niveau du pli du coude comme « une corde » qui empêchait le mouvement. Ces douleurs suivies de contracture ne revenaient pas à intervalles réguliers ; plus ou moins fréquentes, elles étaient parfois un mois sans se produire ; parfois aussi, la contracture disparaissait tout de suite, soit spontanément, soit sous l'influence de massage pratiqué par la mère, ou durait dix minutes, un quart d'heure, quelques heures (par exemple, l'enfant s'endormant le soir avec son bras fléchi pouvait l'étendre le lendemain au réveil), voire des journées. Et même, au dire de la mère, cette contracture aurait duré une fois très longtemps

(5 à 6 mois) pour cesser un beau matin, à la grande et agréable surprise de la mère et de l'enfant. Dans l'intervalle de ces contractures, l'enfant ne souffrait pas de son bras, libre de mouvements ; elle avait seulement très peu de forces, ne pouvant, dit la mère, soulever une bouteille. Quinze jours après cette longue période de contracture que nous signalions plus haut, le bras se remit en flexion et cette fois définitivement. A l'entrée de la malade dans le service, il y a environ six mois, ce bras droit seul était atteint ; mais la flexion de l'avant-bras sur le bras était moins prononcée qu'aujourd'hui.

Au bras gauche, ces phénomènes de contracture intermittente n'ont pas été aussi nets. Le début de l'affection de ce côté a été beaucoup plus tardif ; les douleurs n'ont jamais été aussi marquées. L'avant-bras s'est fléchi sur le bras depuis un mois environ, et cela, petit à petit. Une seule fois cependant, au dire de la mère (qui aurait constaté le fait au cours d'une visite à sa fille, à l'hôpital), cette contracture aurait cessé, les mouvements seraient redevenus libres. Puis la contracture se serait reproduite d'une façon définitive. En tout cas, cette contracture a augmenté visiblement depuis quinze jours.

L'enfant se plaint parfois de douleurs dans les bras.

ACTUELLEMENT. — Voici ce que l'on constate :

Des deux côtés, l'avant-bras est fléhi sur le bras ; de plus, l'avant-bras droit forme avec le bras un angle ouvert en dehors. Dans la flexion, cet angle ouvert au dehors disparaît, mais alors, l'avant-bras au lieu de présenter sa face postérieure, est pour ainsi dire placé de champ ; ce qu'on sent en arrière ; c'est la face interne du cubitus. Du côté gauche, la flexion paraît s'effectuer normalement, relativement aux positions respectives de l'avant-bras et du bras.

Il existe une atrophie assez marquée des deux bras, surtout du bras droit et à la partie supérieure. La ciconférence du bras est

à la partie supérieure   15 cent. 1/2 à droite.

—   —   16 cent. à gauche.

à la partie médiane   14 cent. 1/2 des deux côtés.

La circonférence de l'avant-bras est à la partie moyenne de 13 cm. des deux côtés.

Des deux côtés l'enfant peut exécuter des mouvements de flexion et d'extension, mais ces mouvements sont limités. Lorsqu'on essaie d'arriver à le flexion complète, l'enfant accuse une douleur à la partie postérieure des coudes. — La flexion est cependant suffisante pour permettre à l'enfant de manger seule. — Lorsqu'on essaie d'étendre complètement l'avant-bras sur le bras, on est arrété par la contracture du biceps, dont le tendon forme, au pli du coude, une corde saillante ; si on force, l'enfant accuse une douleur assez vive à la partie antérieure des coudes.

A la palpation, du côté droit, on sent l'extrémité inférieure de l'humérus, l'épitrochlée et surtout l'epicondyle augmentés de volume. Le radius semble normal, sauf au niveau de sa cupule, qui paraît aussi un peu augmentée de volume. — Du côté du cubitus, on sent l'olécrâne très volumineux et le corps de l'os présente deux hyperostoses également très volumineuses, l'une à la partie supérieure, l'autre à la partie inférieure. Ces deux hyperostoses envahissent l'os presque tout entier ; il n'existe entre elles qu'un léger détroit à la partie moyenne. Pas de douleurs à la pression du côté droit.

Du côté gauche, la palpation montre l'extrémité inférieure de l'humérus augmentée de volume comme à droite. — La pression sur l'épicondyle et surtout sur l'épitrochlée est très douloureuse Le cubitus paraît normal ; le radius présente une grosse hyperostose à sa partie supérieure.

Comme autres manifestations hérédo-syphilitiques, on note que les deux tibias sont volumineux, que leur bord antérieur est irrégulier. — Il existe un léger degré de genu valgum. De plus, on observe de l'amorphisme dentaire, et une déformation nasale caractéristique ; il y a une perforation de la cloison. Le tympan est rétracté des deux côtés, sans perforation.

Telle est notre observation.

Elle n'est malheureusement pas complète. Les degrés de flexion et d'extension ne sont pas notés d'une façon exacte. Autant qu'il nous en souvient, la flexion pouvait dépasser un

peu l'angle droit, l'extension arriver à un degré intermédiaire
à cet angle et à l'extension complète. Notre observation est
muette sur l'état de la sensibilité, la recherche de l'hystérie.
Nous savons seulement que l'enfant n'a jamais eu d'attaques.
Si la sensibilité n'est pas notée, c'est sans doute qu'elle était
normale ; nous ne saurions cependant l'affirmer d'une façon
certaine. Il eût été intéressant également de rechercher les
réflexes, la consistance du muscle, son état électrique, de voir
si ce muscle était contracturé ou rétracté, et de préciser le
siège exact des douleurs spontanées et provoquées du membre
supérieur.

Tout récemment, nous nous sommes mis à la recherche de
notre malade pour compléter son observation. Nous avons
appris que cette enfant était morte de péritonite tuberculeuse
le 10 mai 1898, après avoir présenté, comme autrefois, des
douleurs dans les membres inférieurs, des douleurs dans la
hanche qui purent faire soupçonner une coxalgie. L'enfant
boitait et était très faible des jambes. La contracture des
biceps est restée stationnaire, ou tout au moins définitive, jusqu'à la mort.

Après la sortie de l'hôpital, on avait cessé tout traitement.

Quelles que soient les lacunes que présente l'observation, il
est incontestable que notre malade était une hérédo-syphilitique
Tout le prouve. (Il n'est pas fait mention du traitement, mais
cela ne saurait infirmer le diagnostic, d'autant que l'épreuve
par le traitement n'est pas toujours probante, dans le cas
particulier (Vr Danjou, son obs. VII). De plus, elle présentait
une ostéo-arthropathie syphilitique, du fait de son hérédité. Et
nous ajouterons ostéo-arthropathie déformante, étant donnée
la déformation de la région articulaire par lésions prédomi-

B.   4

nantes des épiphyses. Du côté droit, cette lésion épiphysaire avait notablement altéré la forme et la direction des surfaces articulaires ; on l'a vu d'après les situations respectives de l'avant-bras et du bras dans l'extension et la flexion.

Mais quelles qu'aient été ces déformations, il est certain qu'à elles seules, elles n'expliquent pas la limitation des mouvements, par simple gêne mécanique. La contracture bicipitale était prédominante, à telle enseigne, que, comme nous l'avons dit, on ne pouvait se défendre de penser, devant notre cas, à la contracture bicipitale de la syphilis secondaire acquise.

On ne peut évidemment admettre ici l'hypothèse d'une coïncidence : d'une ostéo-arthropathie déformante du coude, d'une part et d'une contracture bicipitale, d'autre part, évoluant indépendamment l'une de l'autre, d'autant que la contracture bicipitale dite essentielle n'a jamais été observée au cours de la syphilis héréditaire.

Quelques traits cliniques sans importance rapprochent bien, il est vrai, l'affection que nous avons observée de cette contracture bicipitale essentielle : douleur au pli du coude de l'extension forcée ; douleur olécrânienne de la flexion forcée. Mais que de différences ! Dans le début : d'un côté, début brusque ; de l'autre, début progressif, lent ; dans l'évolution : affection intermittente, capricieuse, d'abord, puis qui progresse et s'installe définitivement, dans un cas ; ascendante, stationnaire, et descendante dans l'autre cas ; enfin, dans la terminaison, la contracture bicipitale de la syphilis acquise guérissant toujours. Et nous ne parlons pas de la douleur, différente dans les deux cas. Sans doute, il y a des exceptions, dans la marche et la durée des contractures bicipitales de la

syphilis acquise. Prost (1) dit que cette marche et cette durée
sont en rapport avec le nervosisme du sujet, et que plus le
sujet est nerveux, plus la durée sera longue et la marche irrégulière. Chez les nerveux, la marche de l'affection présente des
alternatives d'aggravation et de rémission, absolument comme
dans les contractures nerveuses qui n'ont rien de spécifique.
.... Du jour au lendemain les progrès de la guérison peuvent
avoir disparu, et on signale des cas de guérison intermittente
survenant spontanément ou consécutivement à des frictions,
à des malaxations du pli du coude. Mais une demi-heure
après, tout l'effet obtenu est disparu, la contraction bicipitale
reprend... On a cité aussi des cas exceptionnels de non guérison, et de contracture permanente par suite de l'atrophie
ou de la destruction d'un certain nombre de faisceaux mus-
culaires.

Chez notre malade, un fait capital nous oblige à rattacher
la contracture bicipitale à la lésion ostéo-articulaire : c'est
que cette contracture n'est apparue que bien après le début de
cette lésion, deux ans après les phénomènes douloureux, et
alors que les coudes s'étaient peu à peu déformés.

D'autre part, si nous considérons l'évolution particulière de
cette contracture, son début brusque, ses intermittences, ses
irrégularités dans son apparition et sa disparition, sa localisation à un seul muscle — qui est le biceps — nous sommes
éloigné de l'idée d'un symptôme d'origine articulaire proprement dit, et nous ne pouvons, par exemple, identifier la contracture que nous avons observée à la contracture réflexe,
lente et progressive, de l'arthrite tuberculeuse.

(1) *Contribution à l'étude des myopathies syphilitiques (contracture du biceps)*.
Th. Paris, 1891.

Nous conclurons donc seulement que, dans la syphilis héréditaire tardive, on peut observer une ostéo-arthropathie déformante des coudes avec contracture bicipitale, contracture sur la pathogénie de laquelle nous ne pouvons nous prononcer, étant donnés les deux faits suivants :

a) Absence habituelle de symptômes fonctionnels articulaires, — en particulier de la contracture musculaire — au cours des ostéo-arthropathies syphilitiques héréditaires tardives ; — *b*) Rapprochement qui s'impose entre la contracture bicipitale observée au cours de ces arthropathies (et nos deux observations s'y rapportent) et la contracture bicipitale de la syphilis acquise, dont nous ignorons la nature.

IMPRIMERIE A.-G. LEMALE. HAVRE

9 782016 128060